BEI GRIN MACHT SICH IHR WISSEN BEZAHLT

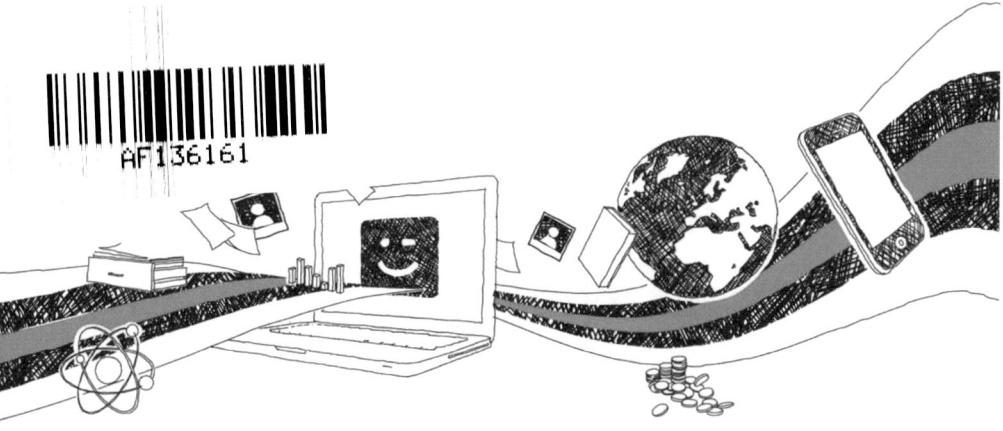

- Wir veröffentlichen Ihre Hausarbeit,
  Bachelor- und Masterarbeit

- Ihr eigenes eBook und Buch -
  weltweit in allen wichtigen Shops

- Verdienen Sie an jedem Verkauf

Jetzt bei www.GRIN.com hochladen und kostenlos publizieren

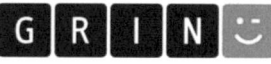

Eröffnung eines Gesundheitsstudios. Marktanalyse, Aufbau-/Ablauforganisation und Controllingmöglichkeiten

GRIN ☺

Bibliografische Information der Deutschen Nationalbibliothek:

Die Deutsche Nationalbibliothek verzeichnet diese Publikation in der Deutschen Nationalbibliografie; detaillierte bibliografische Daten sind im Internet über http://dnb.d-nb.de abrufbar.

ISBN: 9783346697349
Dieses Buch ist auch als E-Book erhältlich.

Deutsche Hochschule für

Prävention und Gesundheitsmanagement

Hermann Neuberger Sportschule 3

66123 Saarbrücken

Projektarbeit

Modul	Interdisziplinär
Studiengang	Fitnessökonomie
Datum Präsenzphase	17.05.-21.05.2021
Studienort	Köln
Arbeitsgruppe*	/
Gruppenarbeit/Aufga-benstellung*	1 + 2

*gemäß Auslosung Präsenzphase

Inhaltsverzeichnis

1 AUFGABENSTELLUNG 1 3

1.1 Wesentliche Standortfaktoren für eine Fitnessanlage sind und woher man die notwendigen Informationen zur Bewertung erhält. 3

1.2 Firmenzeichen (Logo) 4

1.3 Standortfaktoren für das Modellunternehmen (fiktive Betrachtung) und Standort (Stadt/Ort) 5

1.4 AB: Datenblatt – Felder 2 bis 9 6

1.5 Unternehmensform 6

1.6 AB: Datenblatt betriebliche Sach- und Vermögensrisiken 7

2 AUFGABENSTELLUNG 2 9

2.1 Aufbauorganisation 9

2.2 Ablauforganisation „Verkauf einer Mitgliedschaft" 11

2.3 Controllingmöglichkeiten 13

3 LITERATURVERZEICHNIS 14

4 ABBILDUNGS- UND TABELLENVERZEICHNIS 15

4.1 Abbildungsverzeichnis 15

1 Aufgabenstellung 1

1.1 Wesentliche Standortfaktoren für eine Fitnessanlage sind und woher man die notwendigen Informationen zur Bewertung erhält.

Die wesentlichen, relevanten Standortfaktoren laut Wöhe und Döring (2005, S. 304 ff.) für Fitnessanlagen sind das Grundstück (Verfügbarkeit, Größe, Preis, Bauvorschriften), das Gebäude (Nutzbarkeit, Mietpreis, Attraktivität, Mietermix etc.), die Expansionsmöglichkeiten (Fläche, Preise), Verkehrsanbindung (für Lieferanten, Kunden, Produkte, Entsorgung), das Personal (Anzahl, Qualifikation), die Parkplatzsituation, der Absatzmarkt (Größe, Zielgruppe, Kaufkraft) und die Wettbewerbssituation (Anzahl, Positionierung, Größe).

Die Informationen für die Bewertung des Grundstückes findet man beispielsweise bei der Online-Recherche über die Plattform „Google Maps", indem man nach potentiellen Grundstücken schaut, die entweder unbebaut sind oder auf denen schon ein Gebäude steht. Weitere Informationen dazu findet man auch, indem man den Inhaber oder Makler anfragt oder sich das Grundstück persönlich anschaut. Für das Gebäude ist es ebenso möglich den Inhaber oder Makler anzufragen, aber auch den Mietspiegel durch eine Online-Recherche über Websites wie beispielsweise „www.miet-check.de" zu vergleichen. Expansionsmöglichkeiten lassen sich ebenfalls durch Nachfrage beim Makler oder Inhaber herausfinden. Für Informationen zur Verkehrsanbindung bietet sich wieder eine Online-Recherche an. Über die Plattform „Google Maps" lässt sich die Anbindung für Autofahrer erkennen und über Websites des ÖPNVs auch die Möglichkeiten für potentielle Kunden, die auf öffentliche Verkehrsmittel angewiesen sind. Die Anzahl und Qualifikation für das Personal kann ebenso durch eine Online-Recherche nach Hochschulen oder anderen Weiterbildungsinstitutionen in der Nähe herausgefunden werden. Jedoch ist am Beispiel der DHfPG auch zu erkennen, dass duale Studenten überall zu finden sind und diese dann an den verschiedenen Studienzentren studieren können. Die Parkplatzsituation lässt sich durch einen persönlichen Eindruck ermitteln oder auch wieder durch die Online-Recherche mit „Google Maps". Über das Statistische Bundesamt können demographische Daten für den Absatzmarkt eingesehen und bewertet werden. Je nach Ort oder Landkreis finden sich solche Daten auch beispielsweise über die IHK. Für die Bewertung der Wettbewerbssituation ergeben sich verschiedene Möglichkeiten. Beispielsweise kann der Administrator bei Facebook oder Instagram einen Überblick über den Wettbewerb erlangen.

Eine Online-Recherche über die Plattform „www.bundesanzeiger.de" oder einen persönlichen Eindruck, indem man sich umliegenden Fitnessanlagen anschaut, ermöglicht einen Überblick über die Konkurrenz.

1.2 Firmenzeichen (Logo)

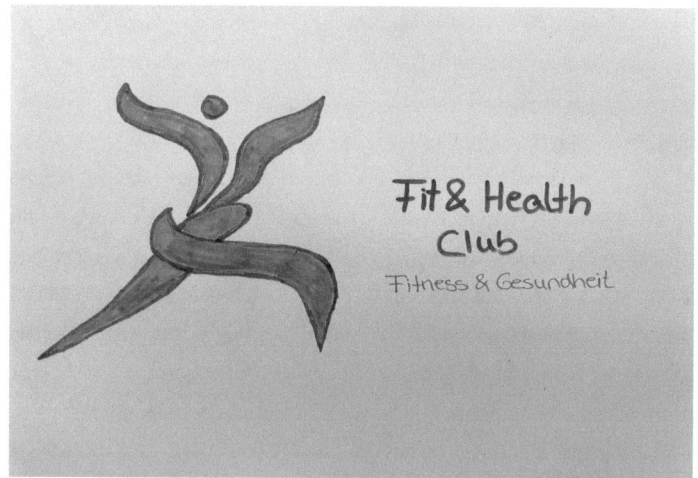

Abbildung 1: Firmenlogo

Für das Firmenlogo wurden helle und freundliche Farben (grün, hellblau, grau) gewählt. Die Farbe Grün wird meist mit der Natur assoziiert und lädt zum Wohlfühlen und Entspannen ein. Genau dasselbe trifft auf die hellblaue Farbe zu, mit der der Himmel oder das Meer in Verbindung gebracht werden. Das Symbol an sich wirkt sehr sanft, fließend und auch weiblich. Gesundheit wird oft als weibliches Attribut gedeutet. Dies bedeutet jedoch nicht, dass die Zielgruppe ausschließlich Frauen sind. Frauen achten meist mehr auf ihre Gesundheit, ziehen jedoch oft automatisch ihre männlichen Partner mit.

Der Name „Fit & Health Club" wurde gewählt, da das Unternehmen sich hauptsächlich auf die körperliche Fitness und die Gesundheit ihrer Kunden richtet. Das Wort „Club" lädt seine Kunden außerdem dazu ein, einer Gruppe, also einem Club, zuzugehören und symbolisiert ein familiäres und zusammenhaltendes Umfeld. Hier wurde auf ein dunkles, kontrastreiches schwarz verzichtet und ein helleres grau gewählt, welches immer noch gut lesbar ist und zu den anderen hellen Farben stimmig ist.

1.3 Standortfaktoren für das Modellunternehmen (fiktive Betrachtung) und Standort (Stadt/Ort)

Das Modellunternehmen soll in der Rudolf-Diesel-Straße 3 in 56203 Höhr-Grenzhausen eröffnet werden. Dieser Ort befindet sich in einem Gewerbegebiet in Höhr-Grenzhausen und bietet somit ein alleinstehendes, einstöckiges Gebäude für das Gesundheitsstudio. Das Grundstück bietet ausreichend Platz für einen eigenen Parkplatz, wodurch die Voraussetzungen für diese Standortfaktoren optimal gewählt sind. Das Unternehmen ist mit dem Auto und auch Fahrrad sehr gut erreichbar. Die Busverbindung stellt sich in Höhr-Grenzhausen durch seinen ländlichen Standort als eher ungünstig dar, da es zu Fuß von der nächst gelegenen Bushaltestelle ca. 10 Minuten sind. Jedoch ist an dieser Stelle anzumerken, dass durch die Wahl eines Gesundheitsstudios die Zielgruppen eher Erwachsene, ältere Menschen oder auch Familien sind, welche meist ein eigenes Fahrzeug besitzen. Personaltechnisch gesehen gibt es die Möglichkeit bereits bestehendes Personal weiter- und auszubilden oder auch ein duales Studium, wie an der DHfPG, zu bewerben. In Koblenz, der nächst größeren Stadt, gibt es zudem auch die Möglichkeit Sport-Lehramt zu studieren, wodurch studentische Aushilfen mit diesem Studiengang ebenfalls eine Option sind. In benachbarten Orten gibt es zudem bereits vereinzelt Fitnessstudios, durch die beispielsweise freiberufliche Kursleiter ebenfalls in diesem Studio Kurse geben können. Die Wettbewerbssituation in Höhr-Grenzhausen ist zudem optimal, da es in der Stadt bisher kein Fitnessstudio gibt. Die meisten Mitbewerber befinden sich in Koblenz oder vereinzelt in anderen Städten und Dörfern im Westerwald, zu denen man mit dem Auto eine längere Fahrtzeit hat. Lediglich einzelne Yoga-Studios und ein EMS-Studio befinden sich in Höhr-Grenzhausen, sowie eine Physiotherapie mit einem kleinen Fitnessbereich. Der Kaufkraft-Index in Höhr-Grenzhausen liegt 2018 mit 97,7 etwas unter dem nationalen Durchschnitt von 100 (IHK Koblenz, 2018). Im Jahr 2020 leben insgesamt 9303 Menschen in Höhr-Grenzhausen, davon 48,4% Männer und 51,6% Frauen (Statistisches Landesamt Rhein-Land-Pfalz). Davon ist der größte Anteil mit 23,9% zwischen 50 und 64 Jahre und der zweit größte zwischen 35 und 49 Jahre alt, was genau der Zielgruppe des Modellunternehmens entspricht.

1.4 AB: Datenblatt – Felder 2 bis 9

Das Modellunternehmen soll ein Gesundheitsstudio werden, welches eine Studiogröße von ca. 1500qm besitzt. Diese 1500qm befinden sich auf einer Ebene in einem rechteckigen Gebäude, von denen 200qm einen Kursraum bilden, und weitere 200qm für die Umkleiden und Duschen verwendet werden. Ca. 60qm bilden Personalraum, Büro und Lager und der restliche Teil bleibt für den Gerätepark und Empfangsbereich übrig. Die durchschnittlichen Raumkosten pro qm (inkl. NK) für ein Gewerbe in Höhr-Grenzhausen liegen bei ca. 6€. Das Ambiente des Modellunternehmens wird sehr freundlich, hell und offen sein. Viele Fenster, Holzelemente mit Pflanzen und helle Farben bieten einen Ort zum Wohlfühlen und „fit" werden. Die Angebotsbereiche des Fitnessstudios belaufen sich auf einem großzügigen Gerätepark mit Kraft- und Cardiogeräten, einem Gruppenkursbereich, individueller Trainingsbetreuung, sowie Personal Training. Die Öffnungszeiten sind Montag-Freitag von 08:00-22:00 Uhr, samstags und sonntags von 10:00-18:00 Uhr und feiertags von 11:00-17:00 Uhr. Insgesamt wird es 24 Kurseinheiten pro Woche geben, welche wie folgt aufgeteilt sind: Montag bis Freitag jeweils ein Kurs vormittags, drei Kurse abends und Samstag bis Sonntag jeweils zwei Kurse vormittags. Die Preisstruktur des Unternehmens richtet sich nach den üblichen Vertragslaufzeiten von 6, 12 und 24 Monaten mit Monatsbeiträgen von jeweils 55€, 50€ und 45€. Die Mitgliederanzahl zu Anfang des Jahres beträgt 1000 und Ziel ist es Ende des Jahres 1150 Mitglieder zu verzeichnen.

1.5 Unternehmensform

Das Modellunternehmen wird die Form einer GmbH & Co. KG einnehmen.
Ein Vorteil der GmbH& Co. KG bildet die Beschränkung der persönlichen Haftung. Bei dieser Gesellschaftsform übernimmt die GmbH & Co. KG die Stellung des persönlich haftenden Gesellschafters und die GmbH rückt in die Stellung des Komplementärs. Die Gesellschafter der GmbH & Co. KG haften also nach Einbringung ihrer Einlagen nicht mit dem privaten Vermögen. Während die Gesellschafter der Komplementärs-GmbH jedoch erst nicht mehr haften, sobald die Einlage der GmbH erbracht worden ist. Da nun beide Einlagen bei der Gründung zeitgleich erbracht werden, ist die private Haftung beschränkt.

Außerdem kann jederzeit ein neuer Teilhaber ins Unternehmen einsteigen und somit das Kapital erhöhen, wodurch ein stetiges Wachstum ermöglicht wird. Abschließend kann der Geschäftsführer sich auch noch ein eigenes Gehalt ausschütten. Einer der größten Nachteile der GmbH & Co. KG besteht jedoch in den Formalitäten. Denn durch die Kombination zweier Gesellschaften ist es erforderlich zwei individuelle Gesellschaftsverträge, sowie einen umfänglichen Gründungsplan zu erstellen. Auch die Verwaltungskosten sind höher, da zum Beispiel gesonderte Jahresabschlüsse erstellt werden müssen.

1.6 AB: Datenblatt betriebliche Sach- und Vermögensrisiken

Folgende Sachrisiken versichere ich:
- Feuer, Explosion, Blitzschlag
- Sturm, Hagel
- Leitungswasser
- Einbruchdiebstahl, Vandalismus
- Glasbruch

Sowohl Feuer, Explosion, Blitzschlag, Sturm und Hagel sind Risiken, die nicht absehbar sind, da diese meist durch die Umwelt beeinflusst werden. Dadurch, dass es sich um ein alleinstehendes Gebäude handelt, sind diese Versicherungen noch nicht abgedeckt. Da das Fitnessstudio sanitäre Anlagen besitzt ist auch eine Versicherung für Leitungswasser-Schäden notwendig. Gerade Wasserschäden sind sehr kostspielig und müssen für ein solches Unternehmen umgehend abgesichert sein. Das Fitnessstudio befindet sich in einem einstöckigen Gebäude und somit im Erdgeschoss wodurch eine Versicherung gegen Einbruchdiebstahl und Vandalismus ebenfalls notwendig ist. Glasbruch kann jederzeit passieren, sowohl im Außenbereich (Fenster) als auch Spiegel oder andere gläserne Objekte im Innenbereich, weshalb auch hier eine Versicherung sinnvoll und notwendig ist.

Folgende Sachrisiken versichere ich nicht:
- Beschädigung
- Maschinenschaden
- Ausfall von Elektronikgeräten
- Kfz-Schaden

Beschädigungen entfallen meist bei einem Gesundheitsstudio, da das Klientel doch eher Familien oder ältere Menschen sind, die sehr sorgsam mit dem Inventar im Studio umgehen. Eine Versicherung gegen Maschinenschaden fällt bei dem Modellunternehmen raus, da normale Kraftgeräte selten kaputtgehen und eine solche Versicherung eher bei einem elektronischen Gerätepark wie von milon oder egym sinnvoll ist. Ebenfalls ist der Ausfall von Elektronikgeräten für das Unternehmen nicht existenzbedrohend. Sollten Computer, Fernseher, oder vielleicht sogar das Drehkreuz zum Ein- und Auschecken ausfallen, kann der Betrieb weiter fortgeführt werden, da dies nicht die Schwerpunkte eines Fitnessstudios sind. Die Versicherung für einen Kfz-Schaden entfällt ebenfalls, da kein Firmenwagen vorhanden ist.

Folgende Vermögensrisiken versichere ich:
- Betriebsunterbrechung durch: Feuer
- Ansprüche aus: Berufs-/Betriebshaftpflicht
- Entgeltfortzahlung

Auch hier ist die Versicherung für eine Betriebsunterbrechung durch Feuer existentiell, denn sollte im schlimmsten Fall das gesamte Gebäude oder auch nur große Teile brennen, kann der Betrieb in keinem Fall wie gewohnt weiterlaufen. Die Berufs- und Betriebshaftplicht ist für Fitnessstudios ebenfalls wichtig, da somit zum Beispiel Schäden bei Mitgliedern, die durch das Unternehmen entstanden sind, abgesichert sind. Eine Versicherung zur Entgeltfortzahlung bietet sich bei dem Modellunternehmen an, da dadurch beispielsweise auch neben länger andauernden Krankheitsfällen auch solche „Krankheitsfälle" wie Schwangerschaften versichert sind. Vor allem da das Unternehmen mehr als 10 Mitarbeiter beschäftigt, dient diese Versicherung als gute Absicherung.

Folgende Vermögensrisiken versichere ich nicht:
Betriebsunterbrechung durch:
- Maschinenschaden
- Energieausfall
- Verseuchung
- Computerausfall
Ansprüche aus:
- Umwelthaftpflicht
- Produkthaftpflicht

- Forderungsausfall

Wie schon bei den Sachrisiken benannt, macht eine Versicherung bei Maschinenschaden und auch Computerausfall eher wenig Sinn, da dies keine Szenarien sind, bei denen der Betrieb nicht mehr weiterlaufen könnte. Ebenfalls spielt ein Energieausfall in Deutschland kaum eine Rolle, da solche Situationen umgehend behoben werden können, sodass kein Nachteil entsteht. Die Verseuchung kommt in einem Fitnessstudio auch nicht in Frage, da solche Szenarien meist in Lebensmittelbetrieben passieren.

Ebenfalls macht eine Umwelthaftpflicht für diese Art eines Unternehmens keinen Sinn, da nicht mit Chemikalien oder Sonstigem gearbeitet wird. Die Produkthaftpflicht ist im Fall eines Fitnessstudios ebenfalls nicht notwendig, da in dem Sinne keine „Produkte" verkauft werden. Eine Versicherung für einen Forderungsausfall ist ebenfalls nicht nötig, da das Unternehmen bei Nicht-Zahlung eines Mitgliedsbeitrages nicht existentiell bedroht ist. Es handelt sich schließlich bei Mitgliedsbeiträgen eher um geringere Beträge.

2 Aufgabenstellung 2

2.1 Aufbauorganisation

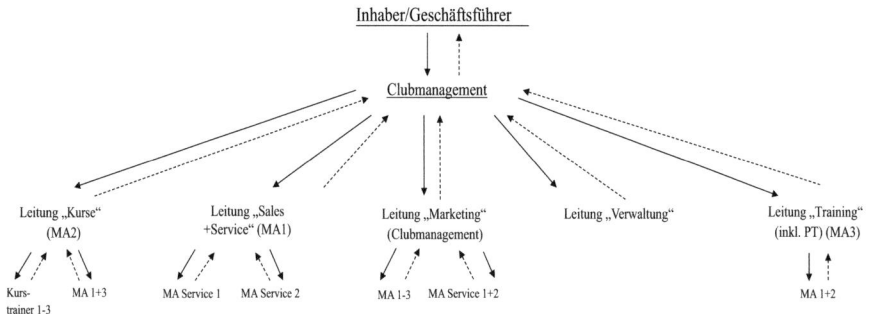

Legende:
Hierarchieweg: Wer hat wem was zu sagen?
Berichtsweg: Wer hat wem was zu berichten?
MA = Mitarbeiter
PT = Personal Training
Reinigung: externe Firma
Reparaturen/Hausmeister: externe Firma

Abbildung 2: Aufbauorganisation

Der Inhaber/Geschäftsführer spielt keine wesentliche Rolle im täglichen Betrieb. Das Clubmanagement übernimmt die Leitung „Marketing", Trainertätigkeiten und Kurse. Die Verwaltung ist ein einzelner Bereich, für den keine weiteren Mitarbeiter notwendig sind. Unter den Mitarbeitern 1-3 wurden die Leitungen für „Kurse", „Sales + Service" und „Training" aufgeteilt. Diese drei Mitarbeiter sind jeweils auch in den anderen aufgelisteten Bereichen tätig. Die Mitarbeiter Service 1+2 sind neben dem Service-Bereich auch im Marketing eingeteilt, da die Marketingstrategien im gesamten Unternehmen umgesetzt werden müssen. Für den Kursbereich werden drei freiberufliche Kursleiter eingestellt. Die Reinigung und Reparaturen/Hausmeister werden von externen Firmen übernommen.

2.2 Ablauforganisation „Verkauf einer Mitgliedschaft"

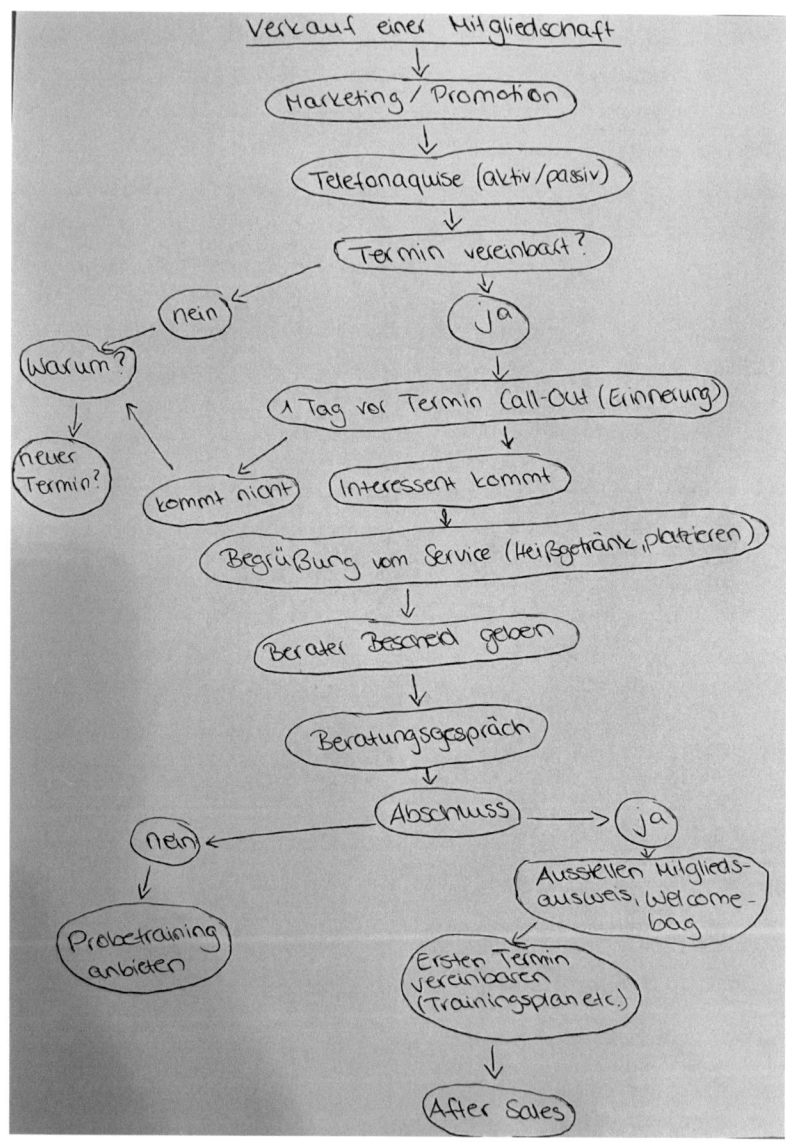

Abbildung 3: Ablauforganisation Verkauf einer Mitgliedschaft

Für den Verkauf einer Mitgliedschaft ist Marketing unabdinglich. Mit Hilfe verschiedener Kampagnen und einem Promotion-Team lässt sich dies umsetzen. Das Ziel des Marketings ist es, möglichst viele Interessenten auf das angebotene Produkt aufmerksam zu machen. Mit Hilfe der aktiven Telefonaquise werden die gesammelten Kontakte angerufen und möglichst für ein Beratungsgespräch terminiert. Bei passiven Telefonaten rufen die Interessenten von selbst an, das Ziel ist dabei trotzdem die erfolgreiche Terminierung. Kann kein Termin für ein Beratungsgespräch vereinbart werden, muss erörtert werden, warum dies nicht möglich war. Eine Möglichkeit wäre, dem Interessenten ein paar Tage Bedenkzeit zu geben, um dann anschließend noch einmal ein Telefonat mit dem Ziel eines Termins zu führen. Wurde erfolgreich ein Beratungstermin vereinbart, ist es wichtig, den Kunden an den bevorstehenden Termin zu erinnern. Dazu besteht die Möglichkeit eines Call-Outs von einem Mitarbeiter oder eine Erinnerung per SMS oder E-Mail. Kommt der Interessent dennoch nicht zu dem vereinbarten Termin, sollte ein weiterer Call-Out stattfinden, um den Kunden zu fragen, warum er nicht erschienen ist. Ziel ist auch hier wieder einen erneuten Termin zu vereinbaren. Erscheint der Interessent nun zu seinem Termin, ist die Begrüßung des Service-Mitarbeiters sehr wichtig. Schon die ersten Sekunden und der damit verbundene Gesprächseinstieg, sind entscheidend für den weiteren Verlauf, sowie die Zielerreichung (Hofbauer & Hellwig, 2016, S.471). Limbeck (2017, S. 103 f.) unterscheidet in den folgenden drei Kategorien: Erscheinungsbild (Kleidung und Statur), Körpersprache (Haltung, Gang und Mimik) und Sprache (Wortwahl und Sprachweise). Nun wird dem Interessenten vom Service-Mitarbeiter ein Heiß- oder Kaltgetränk angeboten und anschließend im Wartebereich platziert. Der Service-Mitarbeiter gibt dem Berater umgehend Bescheid, damit dieser seinen Termin abholt. Für die Begrüßung gelten für den Berater dieselben Regeln wie für den Service-Mitarbeiter. Das Beratungsgespräch sollte bei jedem Mitarbeiter möglichst den gleichen Ablauf haben, damit ein bestmöglicher Erfolg garantiert ist. Schließt der Interessent nun eine Mitgliedschaft ab, folgt das Ausstellen seines Mitgliedsausweises, sowie das Mitgeben einer Willkommens-Tüte mit kleines „Goodies" und Informationen wie beispielsweise Kurspläne oder Flyer für Events. Zum Schluss wird ein Einführungstermin (Anamnese, Körperanalyse, Trainingsplan) vereinbart. Das neue Mitglied wird freundlich verabschiedet und nun erfolgt die After Sales Phase. Sollte es nicht zu einem Abschluss einer Mitgliedschaft kommen, kann beispielsweise ein Probetraining vereinbart werden, damit der Kunde ein zweites Mal in das Studio kommt und erneut die Möglichkeit besteht, ihn von der angebotenen Leistung zu überzeugen.

2.3 Controllingmöglichkeiten

Telefonquote:

Die Telefonquote zeigt das Verhältnis zwischen telefonisch erfolgreich vereinbarten Terminen und gesamten Telefonkontakten mit Interessenten an (Plünnecke & Schlaffke, 2020, S. 196).

Die Formel lautet:

Anzahl der telefonisch vereinbarten Beratungstermine : Anzahl der telefonischen Interessentenkontakte x 100

Der telefonische Kontakt zu Interessenten, sei es passiver oder aktiver Kontakt, ist sehr wichtig für ein Unternehmen, da dies der Schritt ist, um die Interessenten ins Unternehmen zu einem persönlichen Gespräch zu bewegen. „Bei jedem Telefonat wird ein Eindruck hinterlassen, der von Qualität, der Länge und der Art des Gespräches abhängt" (Plünnecke & Schlaffke, 2020, S. 67). Das Telefonat ist also fast immer der Erstkontakt eines Unternehmens und sollte Vertrauen schaffen, wodurch Kunden gewonnen und gebunden werden. Vor allem in der Fitnessbranche mit vielen Discount-Anbietern im Niedrig-Preisseqment, ist es umso wichtiger für ein Studio im höheren Preisseqment, einen persönlichen Termin zu vereinbaren, damit vor Ort vom Produkt überzeugt werden kann. Wird das Telefonat also gut geführt und ein Termin vereinbart, ist der erste große Schritt bereits geschafft. Ist die Telefonquote schlecht, ist die Wahrscheinlichkeit hoch, dass durch die nicht vereinbarten Termine, viele Neukunden verloren gegangen sind.

Bei einer schlechten Telefonquote sollte das Personal umgehend geschult werden. Auch hier bieten sich wieder Rollenspiele, Testanrufe vom Clubmanagement und ein Gesprächsleitfaden an, um das Personal zu schulen.

Termineinhaltungsquote:

Die Termineinhaltungsquote sagt aus, wie viele Interessenten zu den vereinbarten Terminen erschienen sind.

Die Formel lautet:

Wahrgenommene Termine : vereinbarte Termine x 100

Hat ein Unternehmen eine gute Termineinhaltungsquote, bestehen automatisch mehr Möglichkeiten ein Produkt zu verkaufen, weshalb auch diese Quote sehr wichtig für den

Erfolg eines Unternehmens ist. Fällt diese Quote schlecht aus, muss umgehend daran gearbeitet werden. Mit Hilfe von Terminerinnerungen per SMS oder E-Mail einen Tag vor dem vereinbarten Termin, können die Interessenten oder Kunden noch einmal auf den Termin aufmerksam gemacht werden. Eine weitere Möglichkeit sind Call-Outs, bei denen Mitarbeiter die bevorstehenden Termine einen Tag vorher persönlich anrufen.

Abschlussquote:

Die Abschlussquote sagt aus, wie viel Prozent der wahrgenommenen Beratungen zu einem Verkaufsabschluss geführt haben (Plünnecke & Schlaffke, 2020, S. 198).

Die Formel lautet:

Anzahl der Verkaufsabschlüsse : Anzahl der durchgeführten Beratungen x 100

Fällt die Quote gut aus, deute das darauf, dass die Berater gute Verkäufer sind. Fällt die Quote eher schlecht aus, deutet dies eben darauf hin, dass im Verkauf Verbesserungspotenzial herrscht. Eine Möglichkeit zur Verbesserung wäre, erneut Verkaufsschulungen durchzuführen, den Ablauf noch einmal genau durchzugehen und Tipps und Tricks zu geben. Vor allem Rollenspiele sind an dieser Stelle in gutes Training. Es besteht außerdem die Möglichkeit, dass der Sales-Leiter oder das Clubmanagement mit in einen Beratungstermin kommen, sich das Gespräch anschauen und dem Berater im Anschluss Feedback geben. Denn eine gute Abschlussquote ist für das Unternehmen sehr wichtig, da so Neukunden gewonnen werden.

Zum Quotenvergleich bieten sich verschiedene Möglichkeiten wie die Eckdatenstudie vom DSSV, Firmen wie „Inline", Mitarbeiterrankings, Vergleiche innerhalb von Unternehmen (bei Franchise-Konzepten), der Vergleich zum Vorjahr oder auch der Benchmark an.

3 Literaturverzeichnis

Hofbauer, G. & Hellwig, C. (2016). *Professionelles Vertriebsmanagement. Der prozessorientierte Ansatz aus Anbieter- und Beschaffersicht.* Erlangen: Publicis.

IHK Koblenz (2018). *Kennzahlen für den Einzelhandel.* Zugriff am 18.06.2021. Verfügbar unter: https://www.ihk-koblenz.de/servicemarken/wirtschaftszweige/handel/zahlen-daten-fakten/kaufkraft-und-umsatzkennziffern-3139032

Limbeck, M. (2017). *Das neue Hardselling. Verkaufen heißt verkaufen – So kommen Sie zum Abschluss* (6., aktualisierte Auflage). Wiesbaden: Springer Gabler. https://link.springer.com/book/10.1007%2F978-3-658-15212-3

Plünnecke, A. & Schlaffke, W. (2020). *Studienbrief Beratungs- und Servicemanagement* (rev.24.041.000). Saarbrücken: Deutsche Hochschule für Prävention und Gesundheitsmanagement.

Statistisches Landesamt Rhein-Land-Pfalz (o.D.). *Mein Dorf, meine Stadt. Stadt Höhr-Grenzhausen.* Zugriff am 18.06.2021. Verfügbar unter: https://infothek.statistik.rlp.de/MeineHeimat/content.aspx?id=103&l=3&g=0714303032&tp=1027

Wöhe, G. & Döring, U. (2005). *Einführung in die Allgemeine Betriebswirtschaftslehre.* 22. neubearbeitete Aufl. München: Vahlen.

4 Abbildungs- und Tabellenverzeichnis

4.1 Abbildungsverzeichnis

Abbildung 1: Firmenlogo..4
Abbildung 2: Aufbauorganisation..9
Abbildung 3: Ablauforganisation Verkauf einer Mitgliedschaft....................11

BEI GRIN MACHT SICH IHR
WISSEN BEZAHLT

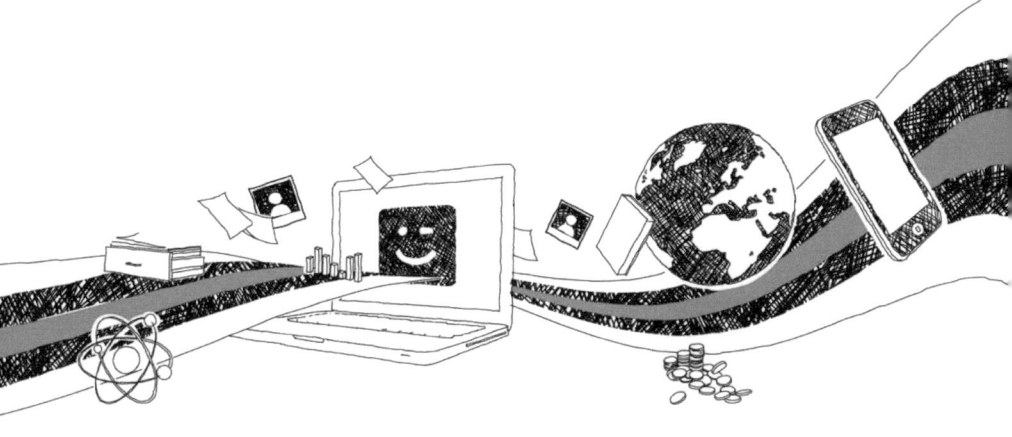

- Wir veröffentlichen Ihre Hausarbeit,
  Bachelor- und Masterarbeit

- Ihr eigenes eBook und Buch -
  weltweit in allen wichtigen Shops

- Verdienen Sie an jedem Verkauf

Jetzt bei www.GRIN.com hochladen
und kostenlos publizieren

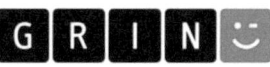